ALIMENTATION RATIONNELLE

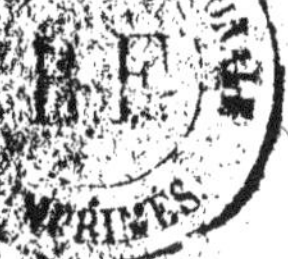

DES

ANIMAUX DOMESTIQUES

PAR

M. AMALBERT
INGÉNIEUR AGRICOLE
PROFESSEUR D'AGRICULTURE.

MARSEILLE
IMPRIMERIE MARSEILLAISE
Rue Sainte, 39
—
1913

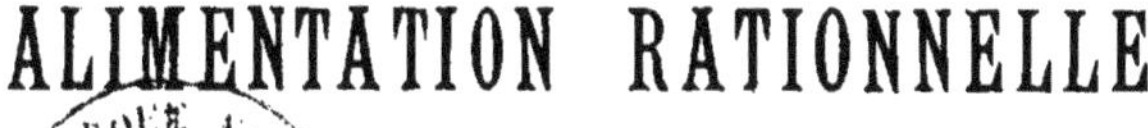

ALIMENTATION RATIONNELLE

DES

ANIMAUX DOMESTIQUES

PAR

M. AMALBERT
Ingénieur Agricole
Professeur d'Agriculture.

MARSEILLE
IMPRIMERIE MARSEILLAISE
Rue Sainte, 39
—
1913

ALIMENTATION RATIONNELLE
des Animaux Domestiques

Depuis un demi-siècle environ, et surtout pendant ces vingt dernières années, grâce à la diffusion de l'enseignement et de la presse agricoles, grâce à l'adoption d'ingénieuses méthodes de propagande, officielles ou non, les magnifiques découvertes et les données que l'on doit à la science agronomique reçoivent tous les jours des applications plus nombreuses. De ce fait, l'Agriculture est entrée dans une phase nouvelle, dont les résultats se traduisent par une augmentation notable de la production mondiale.

Les agriculteurs français ont été des premiers à entrer dans la bonne voie ce qui leur a permis, d'ailleurs, de lutter avantageusement contre la concurrence des pays étrangers.

Les bienfaits de la science se sont fait sentir dans toutes les branches de l'industrie agricole ; toutes ont progressé, c'est incontestable. Mais il n'en est pas moins vrai, pour établir une comparaison, que les principes zootechniques, les bons, qui doivent présider à toute entreprise d'élevage ou d'exploitation des animaux, sont moins connus des agriculteurs que ceux relatifs à la culture et à la production végétale.

On est frappé d'entendre nombre d'agriculteurs raisonner selon les meilleures règles : engrais, assolements, traitements des maladies, etc., alors qu'ils ont des notions très sommaires, quelquefois fausses, sur l'alimentation des animaux ou sur les méthodes de reproduction, pour ne citer que ces deux exemples. C'est, comme conséquence, la porte trop souvent grande ouverte à la routine.

Constatons le fait sans en rechercher les causes, mais tâchons d'y remédier, de vulgariser les connaissances zootechniques. C'est faire œuvre utile, étant donnée l'importance de plus en plus grande que l'on attache à la production animale.

Le problème paraît difficile à résoudre, parce que ces sujets sont trop scientifiques, trop ardus pour être utilement développés devant des personnes qui n'ont pas certaines connaissances spéciales.

Erreur. Les agriculteurs comprendront la zootechnie, comme ils ont compris la technique et l'économie agricoles, si on a le soin de ne pas vouloir aller trop vite et, surtout, de sérier nettement les questions. Et la chose sera d'autant plus aisée que, par leur instruction générale et professionnelle, les nouvelles générations y seront de mieux en mieux préparées.

***

Le premier point à étudier, essentiel, puisqu'il est la condition même de l'existence, est relatif à l'alimentation.

Il peut paraître, à première vue, que cette question n'offre qu'un médiocre intérêt pour les agriculteurs du midi et, en particulier, pour ceux des Bouches-du-Rhône, par suite de la nature et du mode d'existence de la population animale de cette région.

C'est qu'en effet, le principal produit de notre élevage, le mouton, vit presque toute l'année dehors, défiant ainsi toute formule de ration : les équidés sont nourris avec les produits de la ferme ; quant aux bovins, représentés par des spécimens à demi-sauvages qui figurent aux courses de taureaux, ils se contentent des maigres pâturages de la Crau et de la Camargue. Exception est faite pour le porc, dont l'élevage et l'exploitation ont généralement un caractère industriel.

L'intérêt que présente ce sujet est au contraire très grand, si l'on considère que les méthodes d'alimentation rationnelle s'appliquent à toutes les situations, qu'elles permettent de réaliser des économies sensibles et qu'elles se traduisent par une amélioration du bétail.

Voyons quelques exemples : est-ce que, parfois, l'on n'aurait pas avantage à opérer des substitutions parmi les aliments de la ferme ? Dans d'autres, l'on pourrait avoir intérêt à vendre les produits de l'exploitation pour acheter des aliments du commerce. Dans des situations déterminées, ne serait-il pas avantageux d'introduire certaines cultures fourragères ? Mille autres cas, aussi intéressants les uns que les autres, pourraient se présenter.

Et alors, quelle décision devra prendre l'agriculteur ? Rester sur place ou agir empiriquement, ce sont des moyens auxquels il est facile d'avoir recours. Prendre la bonne route, avec toute certitude, et par conséquent au mieux de ses intérêts, c'est tout aussi facile pour l'éleveur qui a quelques données sur l'alimentation rationnelle.

D'autre part, les nourrisseurs des villes, les éleveurs de porcs et autres zootechniciens de profession ou par occasion, tireront largement profit de ces mêmes données.

LES ALIMENTS

La plante puise ses principes nutritifs dans le sol par ses racines, et dans l'atmosphère par ses feuilles. Ces principes, ces aliments, sont l'objet, dans le mystère de la cellule, de réactions nombreuses et transformations profondes. La plante accomplit un véritable travail de synthèse : elle crée la matière organique, précieuse faculté que seule elle possède parmi les êtres vivants. Le végétal assemble les corps minéraux épars dans le sol et dans l'air et fabrique des composés organiques aussi complexes que variés, depuis les matières premières nécessaires à l'alimentation de l'homme, jusqu'aux poisons les plus violents, en passant par la gamme des parfums les plus subtils et par la série des produits qu'utilise l'industrie.

L'animal ne peut assimiler ces principes minéraux. C'est un parasite dans toute l'acception du mot ; il faut qu'on lui présente une nourriture toute préparée : c'est à la plante que ce rôle est dévolu.

Les produits végétaux constituent la base de la nourriture de nos grandes espèces domestiques (à l'exception du porc qui est omnivore). Ce sont *des aliments* dans le véritable sens du mot, puisque introduits dans l'organisme ils suffisent à réparer les pertes dues au fonctionnement des tissus. Si les végétaux assurent le fonctionnement de l'organisme des animaux, c'est parce que les uns et les autres sont formés des mêmes éléments.

On voit, dans le tableau ci-dessous, que si la constitution immédiate du corps des animaux et des végétaux diffère quelque peu, leur composition élémentaire est la même.

Composition chimique pour cent des aliments et du corps des animaux		VÉGÉTAUX				ANIMAUX			
						Moutons		Porcs	
		Trèfle en vert	Trèfle sec	Orge Grains	Pommes de terre	maigres	gras	maigres	gras
Eau		81,00	16,5	14,3	75,0	57,3	43,5	55,1	41,3
Matière minérale (M M)		1,7	6,0	2,4	1,1	3,2	2,8	2,7	1,7
Matière organique	Mat. azotée (M A)	3,4	13,5	9,4	2,1	14,8	12,2	13,7	10,9
	Matière non azotée M N A — MG	0,7	2,9	2,1	0,1	18,7	35,6	23,3	42,1
	Matière non azotée M N A — MH	13,1	61,1	71,7	21,7	»	»	»	»
Contenu du tube digestif		»	»	»	»	6,0	6,0	5,2	4,6

Matière azotée (MA), composée de : azote, carbone, oxygène et hydrogène.
Matière non azotée (MNA), matière grasse (MG) et matière hydrocarbonée (MH), composée de : carbone, oxygène et hydrogène.
Matière minérale (MM), comprenant : phosphates, chaux, soude, potasse, fer, soufre, etc.

I. — COMPOSITION DES ALIMENTS

Ainsi qu'il a été dit, les corps simples que l'on trouve dans le végétal y forment de nombreuses combinaisons que l'on peut grouper de différentes manières.

Considérés au point de vue nutritif, on distingue, dans les végétaux, les 4 catégories suivantes :

Eau,
Matières azotées,
Matières hydrocarbonées,
Matières minérales.

EAU. — L'eau est contenue dans tous les aliments en proportions extrêmement variables. Ainsi, alors que le navet en renferme 91 p. %, on en trouve 6 p. % seulement dans la graine d'arachide. L'eau réduit la valeur nutritive de l'aliment ; l'insuffisance, au contraire, n'offre aucun inconvénient puisqu'on peut y remédier par des boissons.

On a donc intérêt, lorsqu'on achète un aliment, à connaître la quantité d'eau qu'il renferme.

L'ensemble des corps qui constituent un aliment débarrassé de son eau, est désigné *matière sèche*.

MATIERES AZOTEES. —Les matières azotées, caractérisées par la présence de l'azote, ont été désignées, pendant longtemps, sous le nom de *Protéine* (du grec, j'occupe la première place).

Actuellement on distingue les matières albuminoïdes des matières non albuminoïdes, ayant une valeur alimentaire moindre.

Matières albuminoïdes. — Ainsi appelées parce que leur composition se rapproche de celle de l'albumine (blanc d'œuf). Les principales de ces substances sont : le gluten, que l'on trouve dans les graines de céréales ; l'albumine végétale contenue dans les jeunes tissus ; la légumine renfermée dans les graines de légumineuses ; les peptones l'aleurone, etc. La richesse moyenne de ces corps en azote est de 16,25 %. On obtient donc facilement le pourcentage d'un élément en protéine brute (MA), en multipliant le poids de l'azote par le coefficient 6,25.

Corps non albuminoïdes. — Parmi ces corps, figurent, en première ligne, les amides (en chimie, combinaison de l'ammoniaque, moins de l'eau, avec les aldéhydes). Leur effet nutritif est moindre que celui des albuminoïdes, qu'ils ne peuvent d'ailleurs remplacer. Malgré ce, dans les rations très pauvres en protéine, ils paraissent suppléer en partie à celle-ci, sans que leur valeur soit proportionnelle à leur richesse en azote.

On rencontre, dans certaines plantes, des alcaloïdes qui ne jouent aucun rôle dans l'alimentation. Cependant, la bétaïne, que l'on trouve dans la betterave, se comporte à peu près comme un amide.

Enfin, les nitrates, qui existent dans certains organes, n'ont aucune valeur nutritive. Purgatifs à faible dose, ils peuvent devenir toxiques à dose élevée.

MATIERES HYDROCARBONEES. — On réunit, dans ce groupe, les corps organiques composés de carbone, d'oxygène et d'hydrogène. Ces corps sont très nombreux et possèdent, au point de vue nutritif, des propriétés bien différentes. Aussi, on en a fait trois classes désignées : 1° Extractifs non azotés ; 2° matières grasses ; 3° Cellulose.

EXTRACTIFS NON AZOTES. Les extractifs non azotés comprennent en grande partie, l'amidon et les sucres.

L'amidon est une réserve, utilisée par le végétal au moment de la germination. C'est pourquoi, cette substance est presque entièrement localisée dans les graines, les tubercules et les racines.

L'amidon est constitué par des grains microscopiques, de formes et de dimensions différentes, suivant les plantes.

L'amidon favorise la formation de la graisse, d'où l'usage courant d'aliments riches en amidon pour l'engraissement des animaux.

Les sucres (glucoses, saccharoses et mannites) se trouvent en particulier dans les fruits et les racines, quelquefois dans la tige. On a attribué, ces dernières années, une grande importance aux aliments sucrés. Ce principe est évidemment utile, mais non indispensable. Il donnera de bons résultats dans une ration, à condition que la protéïne y soit en quantité suffisante.

Parmi les extractifs non azotés, figurent, en deuxième ligne, les gommes, pentosanes, la dextrine, etc., sur la valeur alimentaire desquels on est mal fixé.

Matières grasses. — Dans ce groupe, dominent les corps gras (acides oléique, margarique, stéarique combinés à la glycérine), formant le plus souvent des gouttelettes dans l'intérieur des cellules. Ils s'assimilent à l'organisme dans une proportion voisine de 90 %. Mais leur particularité qui, d'ailleurs, les a fait différencier des extractifs non azotés et de la cellulose, réside dans leur puissance thermogène, due à leur richesse en carbone.

Ainsi, alors que, pour brûler totalement le carbone et l'hydrogène de 100 grammes d'amidon et de 100 grammes de sucre, il faut 118 grammes 60 d'oxygène, dans le premier cas, et 112 gr. 86 dans le second, 100 grammes de matières grasses exigent 288 gr. 86 d'oxygène.

L'énergie développée étant proportionnelle à l'oxygène utilisé dans la combustion, si l'on prend la quantité nécessaire à l'amidon comme unité, on voit que la puissance thermogène du sucre est sensiblement la même, tandis que celle des matières grasses est de $\frac{288,86}{118,6} = 2,4$ fois plus forte.

Les autres matières grasses sont les cires, les résines, la chlorophylle, les essences volatiles, etc., dont la plupart n'ont aucune valeur nutritive. Cependant, certaines essences agissent comme condiment, alors que d'autres, en quantité un peu élevée, peuvent communiquer des goûts défectueux au lait à la viande. Quant aux résines, il est probable qu'elles nuisent à l'action des sucs digestifs.

Celluloses ou ligneux. — Les végétaux sont abondamment pourvus de ce principe qui forme l'enveloppe de leurs cellules. Les auteurs ne sont pas tous d'accord au point de vue de l'utilisation de la cellulose, mais il est certain que sa valeur alimentaire est faible par suite de la résistance quelle offre à l'attaque des ferments.

Dans tous les cas, cette matière est indispensable pour servir de lest, et toutes les rations doivent en contenir.

Les ruminants, dont l'appareil digestif est très développé et chez qui les aliments séjournent plus longtemps, utilisent mieux la cellulose que les autres espèces.

Les glucosides et les acides organiques clôturent la liste des extractifs non azotés. Ces corps ont peu d'importance au point de vue alimentaire parce qu'ils se trouvent en faible quantité dans les végétaux.

SELS MINÉRAUX. — Les sels minéraux, quoique contenus en proportions relativement faibles dans l'organisme, jouent un rôle important dans l'alimentation. C'est ainsi que l'acide phosphorique, la chaux et la magnésie servent à la confection du squelette.

Le phosphore est également contenu dans le cerveau et les centres nerveux.

Le soufre paraît contribuer à la formation des productions pileuses.

La soude est contenue dans les liquides du corps et notamment dans le sérum du sang.

Le fer est indispensable à l'existence des animaux ; en quantité insuffisante il provoque l'anémie.

Certains sels, tel, le chlorure de sodium (sel marin), sont employés comme condiments ; d'autres sont ajoutés aux rations qui en manquent (phosphate de chaux en particulier).

Il semble démontré que, pour être assimilés, les sels insolubles doivent être introduits dans l'organisme sous forme de combinaison organique.

II. — DIGESTIBILITÉ DES ALIMENTS

La composition moyenne des aliments a été établie par de nombreuses analyses. Les premières colonnes des tables d'alimentation sont relatives à la matière sèche et aux principes bruts qui viennent d'être étudiés et que l'on désigne par abréviation : M A Protéine ; M G Matières grasses ; M H Matières hydrocarbonées, moins les matières grasses.

Mais l'on commettrait de graves erreurs si l'on se servait rigoureusement de ces chiffres dans le calcul des rations. C'est, qu'en effet, il faut faire intervenir le coefficient rendement. Une partie seulement de ces principes est utilisée par les animaux ; c'est la *portion digestible*, la seule qui doit intervenir dans l'établissement des rations.

La non utilisation d'une partie des principes nutritifs est due à diverses causes. Certains d'entre eux, dans certains aliments, sont enfermés dans des enveloppes épaisses et résistent ainsi à l'action des sucs et des ferments ; d'autres sont noyés dans une masse de substances inertes. Il arrive aussi que la machine animale fonctionne dans de mauvaises conditions.

Matières azotées. — La digestibilité de la protéine dépend, en grande partie, de la facilité avec laquelle elle entre en contact avec les sucs digestifs. Cette digestibilité est fonction de celle de la cellulose, puisque cette matière enveloppe la protéine. C'est d'ailleurs, pour cette raison, que les jeunes fourrages ont une valeur plus grande que les vieux.

L'expérience classique de Kühn, faite sur deux bœufs nourris avec du foin de trèfle, le prouve éloquemment. La digestibilité de ce foin, très jeune, inflorescences vertes, coupé le 20 mai, est de 70,8 p. % ; elle n'est plus que de 64,9 %, pour le même trèfle, au début de la floraison, coupé le 7 juin, pour descendre à 58,7 % dans le même fourrage coupé le 20 juin, à l'époque ordinaire de la récolte, alors que les deux tiers des inflorescences sont desséchées.

On peut tirer de ces constatations des déductions pratiques intéressantes, surtout au point de vue de l'alimentation des ovins au pâturage.

Pour les mêmes raisons, la digestibilité de la protéine est peu élevée dans les aliments riches en cellulose, désignés : aliments grossiers.

Les préparations mécaniques, telles que broyage, concassage, hachage, découpage, etc., qui divisent, déchirent les tissus, rendant plus efficace l'action des sucs digestifs, augmentent, dans de notables proportions, le rendement des matières albuminoïdes.

Ceci pour les éleveurs qui engraissent au maïs des moutons ou des agneaux et, systématiquement, ne veulent pas faire usage de ce grain concassé ou broyé.

Le mode de récolte, la durée et le mode de conservation d'un aliment ont une influence sur la valeur nutritive. Il est au su de tous les agriculteurs que les fourrages mal récoltés, conservés longtemps en magasin, font beaucoup moins de profit que les fourrages bien préparés et récoltés depuis peu.

La digestibilité de la protéine est également influencée par la proportion plus ou moins élevée des principes hydrocarbonés. D'après les expériences faites sur des moutons, par Schulze et Maercker, la digestibilité de la protéine passa de 54 à 32 %, dans une ration de 800 gr. de foin, à laquelle on avait ajouté 230 gr. d'amidon.

Il ne faut cependant pas trop s'alarmer de cette constatation, car, pratiquement, ces manifestations ne se produisent que dans le cas où la proportion d'amidon dépasse 10 % de la matière sèche du fourrage. Et, encore, une exception pourra être faite pour les suidés, qui digèrent très bien les hydrocarbonés.

Les matières sucrées paraissent avoir beaucoup moins d'action sur la digestibilité de la protéine.

Extractifs non azotés. — La digestibilité de ces principes est très élevée pour la plupart d'entre eux, bien qu'ils soient enfermés dans les cellules, c'est qu'en effet, ces extractifs, solubles ou rendus solubles par la saccharification, traversent facilement, par dialyse, les enveloppes des cellules.

Le sucre est digéré dans une proportion voisine de 100 %, l'amidon est également très assimilable ; par contre, les gommes, quoique solubles, ne sont digestibles qu'en partie.

Matières grasses. — Leur digestibilité dépend presque entièrement de l'état dans lequel elles se trouvent dans les aliments. Très divisées, elles se digèrent facilement ; présentées en masse, leur rendemen est faible.

Comme pour la protéine, l'âge de la plante, le mode de conservation des fourrages ont une influence marquée sur la digestibilité des graisses.

Mais, en outre de leur action directe, les matières grasses contenues en proportion convenable dans la ration, jouent un rôle important en aidant à la digestibilité des autres principes et notamment de la protéine. Cette proportion, désignée rapport *adipo-protéique*, paraît varier de $\frac{1}{2}$ à $\frac{1}{3}$ le numérateur représentant les matières grasses, et le dénominateur la protéine.

Cellulose. — On a considéré longtemps comme nulle la valeur nutritive de la cellulose. Il est certain, cependant, que ce principe, en dehors de son action mécanique, joue un rôle assez important au point de vue nutritif et que, d'autre part, la digestibilité de cet élément dépend de l'ancienneté du fourrage et de son état de division.

Le plus souvent on considère la totalité de la cellulose digestive dans le calcul des rations. Cependant, divers chimistes, M. Grandeau, entre autres, proposent de ne tenir compte que de la moitié de la cellulose digestible.

Influence de la ration, de l'espèce, de l'individu, etc., sur la digestibilité. — La digestibilité des aliments peut être influencée par des causes autres que celles qui viennent d'être étudiées. Voici les principales :

La composition de la ration, en général, n'a aucune influence sur le rendement des principes nutritifs. Pourtant il sera bon d'observer les règles qui ont été indiquées au sujet de la digestibilité de la protéine, savoir : ne pas introduire dans la ration plus de 10 % d'amidon calculé sur la matière sèche ; maintenir entre $\frac{1}{2}$ et $\frac{1}{3}$ le rapport adipo-protéique.

L'influence de l'espèce, à peu près nulle chez les herbivores, en ce qui concerne la protéine, est manifesté pour les hydrocarbonés, que les ruminants utilisent beaucoup mieux.

Au sujet de l'influence de la race et de l'individu, dans son ouvrage sur l'*Alimentation rationnelle des animaux domestiques*, M. Gouin s'exprime ainsi : « Toutes les expériences qui ont été tentées pour étudier la différence entre les coefficients de digestibilité de diverses races ont démontré le peu d'importance des écarts, ce qui ne veut pas dire que l'effet nutritif soit le même. Celui-ci dépend de l'appétit des animaux, de leur appareil respiratoire, de leur tempérament et de quelques autres causes. L'âge et l'état de développement, l'époque du sevrage jouent un rôle peu important et sont dominés par les influences individuelles qui font varier le coefficient de 2 à 4 %, rarement plus.

« Ce qui influe surtout, c'est l'alimentation parcimonieuse du jeune âge, qui a pour conséquence un organisme insuffisant et dont le contrecoup se fait ressentir pendant toute l'existence du sujet. La capacité digestive, notamment, est diminuée ainsi d'une façon très sensible ».

III. — RELATION NUTRITIVE

On désigne ainsi le rapport des matières azotées aux matières non azotées, d'un aliment ou d'une ration — abstraction faite de l'eau et des sels minéraux. La relation nutritive RN est représentée par une fraction réduite à sa plus simple expression : le numérateur indique la protéine et le dénominateur les principes non azotés.

Les anciens zootechniciens attribuaient une très grande importance à la relation nutritive, parce qu'ils ignoraient dans quelles limites les différentes classes de principes alimentaires peuvent se substituer les unes aux autres. Ils prenaient comme point de départ la composition d'un bon foin de prairie, le prototype des aliments des herbivores, pouvant satisfaire à lui seul les besoins nutritifs de l'animal.

La relation nutritive était établie sur la teneur en principes bruts, selon la formule ci-dessous :

$$RN = \frac{\text{Matière azotée brute}}{\text{Matières non azotées solubles + matières grasses brutes}}.$$

Au fur et à mesure que les procédés d'analyse et d'expérimentation se perfectionnaient, les termes de la relation nutritive se modifiaient.

C'est ainsi que l'on a substitué les principes digestibles aux principes bruts ; que l'on a adopté le coefficient 2,4 pour les matières grasses. On a vu, en effet que la puissance thermogène des graisses est 2,4 fois plus élevée que celle des autres éléments nutritifs, ce qui augmente d'autant leur valeur nutritive.

Voici la formule la plus répandue et que nous adopterons :

$$RN = \frac{\text{Matière azotée digestible}}{\text{2,4 Mat. grasses digestibles + Mat. hydrocarbonées digestibles}}$$

ou plus simplement :

$$\frac{MA}{2,4\ MG + MH}$$

Une autre méthode consiste à retrancher les amides des matières albuminoïdes, pour les porter au dénominateur, et à ne tenir compte que de la moitié de la cellulose digestible. La formule devient alors :

$$RN = \frac{MA - \text{Amides}}{2,4\ MG + \text{Extractifs non azotés} + \text{Amides} + 0,5\ \text{Cell. digestible}}.$$

La composition moyenne d'un bon foin de graminées étant la suivante :

Protéine (MA)	6,0 %
Matière grasse (MG)	1,0 %
Matières hydrocarbonées (MH)	42,5 %
Amides	1,6 %
Cellulose	15,3 %

on obtient :

PREMIÈRE FORMULE

$$RN = \frac{MA}{2,4\ MG + MH}.$$

MA = 6............

MG = 2,4 × 1 = 2,4

MH = ... 42,5

44,9

soit la fraction $\frac{6}{44,9}$, qui devient avec

1 au numérateur (diviser 44,9 par 6) :

$$RN = \frac{1}{7,48}$$

Deuxième formule

$$RN = \frac{MA - Amides}{2,4\ MG + Ext.\ non\ az. + Amides + 0,5\ cell.\ dig.}$$

MA — Amides = 6 — 1,6 = 4,4

MG = 1 × 2,4 = 2,4	2,4
Extr. non az = MH — Cell = 42,5 — 15,8 =	27,2
Amides =	1,6
Cellulose = 15, × 0,5 =	7,65
	38,85

Soit le rapport $\frac{4,4}{38,85}$ qui, réduit à sa plus simple expression donne : $RN = \frac{1}{8,8}$

La relation nutritive est dite *étroite* lorsqu'elle est égale ou supérieure à $\frac{1}{5}$; dans le cas contraire, elle est dite *large*. La relation nutritive peut donc être plus ou moins étroite $\left(\frac{1}{3}, \frac{1}{3,5}, \frac{1}{4}\right)$, ou plus ou moins large $\left(\frac{1}{13}, \frac{1}{8}, \frac{1}{6}\right)$.

Un rapport nutritif étroit est indispensable aux jeunes et aux femelles exploitées en vue de la production du lait. Dans l'un et l'autre cas, les animaux ont besoin de beaucoup de matière azotée pour faire leurs muscles, leurs os, etc., et pour réparer les pertes élevées d'azote qu'entraine la sécrétion du lait.

Une relation nutritive large, est, au contraire, suffisante pour les animaux adultes, ou sur le point de l'être, soumis à l'engraissement ou utilisés comme moteurs. Il n'y a aucun inconvénient à élargir la relation nutritive jusqu'à 1/10 (et même 1/12 chez le porc) ; d'autre part, les relations comprises entre 1/6 et 1/10 donnent de bons résultats chez les animaux de trait.

Comme on le voit, la relation nutritive présente plus de souplesse qu'on ne le croyait autrefois. La protéine est indispensable à l'alimentation des animaux : toutes les rations doivent en contenir. Mais on peut en faire varier les proportions dans des limites assez étendues, chose importante à connaître, car les matières azotées sont celles qui coûtent le plus cher.

Les tables d'alimentation ci-annexées donnent la relation nutritive calculée d'après la première formule. Il sera facile, des colonnes étant réservées aux amides et à la cellulose, d'établir la relation nutritive d'après la deuxième formule.

RATIONNEMENT

Il ne suffit pas, pour nourrir rationellement les animaux, de connaître la composition et le rendement des aliments ; il faut également être fixé sur la quantité d'aliments que l'animal doit recevoir par 24 heures, pour s'entretenir d'abord et pour pouvoir remplir, ensuite, les fonctions économiques qui lui sont spéciales : tel est l'objet de l'étude du rationnement

D'abord, qu'entend-on par ration ? M. Gouin, dans son ouvrage précité, s'exprime ainsi : « On appelle *ration* la quantité d'aliments qu'un animal reçoit par jour pour entretenir son organisme et pour fournir les productions zootechniques dont son exploitation est le but ; de cette définition, il résulte qu'on distingue les rations *d'entretien* et les rations de *production*.

« Pour qu'une ration soit bonne, elle doit satisfaire, d'une part, aux nécessités physiologiques, et, d'autre part, son prix de revient doit être inférieur à la valeur des produits qu'elle engendre, le bénéfice réalisé étant aussi grand que possible.

« Les besoins de l'organisme peuvent se résumer en trois articles que nous énonçons par ordre d'importance :

« 1° la ration doit contenir la somme de principes nutritifs nécessaires à l'organisme ;

« 2° Elle doit avoir une relation nutritive en concordance avec le but que l'on se propose ;

« 3° Elle doit contenir une quantité suffisante de cellulose brute.

« La première condition est irréductible. Nous avons vu que, pour la seconde, il était possible de la faire varier entre certaines limites. Il s'agit, en troisième lieu, d'assurer un bon fonctionnement du tube digestif.

« Pour que les contractions des viscères aient une action efficace, que la rumination se produise et que les substances s'acheminent normalement, il faut que le volume des aliments soit suffisant.

« On remarquera, toutefois, que ces organes peuvent se modifier peu à peu sous l'influence d'un changement d'alimentation, même considérable, à la condition qu'il soit progressif.

« On pourra dire que deux rations sont équivalentes lorsque, contenant la même somme de principes digestifs, elles sont aussi comparables aux deux autres points de vue, sans cependant être identiques.

« Dans la pratique, le plus souvent le rationnement est réglé au hasard et par la routine : s'il y a gaspillage ou pénurie, on s'en aperçoit lorsque les accidents ou l'amaigrissement se produisent ».

Parmi les méthodes d'alimentation qui ont été proposées et adoptées par la pratique, une des plus anciennes est celle de *l'alimentation au maximum*, qui a compté M. Sanson parmi ses plus ardents propagandistes. Un pareil régime, basé comme il l'était sur l'adoption de relations nutritives étroites, s'il a quelques avantages, présente aussi de grands inconvénients.

Une nourriture trop copieuse et trop riche détermine une formation abondante de tissus adipeux.

Or, l'engraissement est une cause de tarissement de lait chez la vache, une cause de mollesse chez les animaux de travail, sans compter les accidents physiologiques qu'il peut occasionner.

D'autre part, par suite de l'étroitesse de la relation nutritive, les rations sont généralement d'un prix de revient élevé ; de telle sorte que ce mode d'alimentation n'est pas à conseiller, même pour des animaux soumis à l'engraissement.

Une autre méthode, proposée par Wolff, consiste à calculer la ration d'après le poids vif des animaux.

Quoique cette méthode ne soit et ne puisse être d'une précision mathématique, c'est celle qui donne les meilleurs résultats : c'est aussi la plus répandue.

On a calculé expérimentalement et désigné *normes d'alimentation* les quantités de principes nutritifs nécessaires à chaque espèce, suivant l'âge et les fonctions économiques remplies par les animaux. Ces normes ont été remaniées à plusieurs reprises par divers auteurs.

On trouvera annexées au présent travail, comme suite aux tables relatives à la composition chimique des aliments, dressées par M. Mallèvre, les tables de rationnement dues au même auteur.

D'ailleurs, pour mettre les intéressés en mesure d'établir les rations d'après les tables, nous donnons plus loin quelques exemples de calcul de rationnement. Mais, avant, il est utile de rappeler que la ration comprend deux parties, la ration d'entretien et la ration de production.

La ration d'entretien sert à entretenir, sans augmentation ni diminution de poids, un animal adulte au repos. Pour cela, une certaine quantité de protéine digestible est absolument indispensable. Cette quantité est d'environ 800 grammes par 1.000 kilos de poids vif chez le cheval, et de 700 grammes pour les bovins.

Il faut envisager, également, le poids des animaux. Proportionnellement à leur poids, les petits animaux dépensent beaucoup plus que les gros. Un cochon d'Inde exige, pour s'entretenir, 60 0/00 de son poids vif en foin, tandis que 8 0/00 suffisent à l'entretien d'un bœuf.

Enfin, il est bon de ne pas perdre de vue que la ration d'entretien seule devra être distribuée aux animaux de travail en période de chômage.

Il en résultera une économie sensible et l'on évitera des accidents — paralysie le plus souvent — d'autant plus à redouter que les animaux reçoivent une nourriture plus riche et plus copieuse.

La ration de production comprend la partie de la ration qui est transformée en produits : travail, lait, viande, etc.

On l'établit en se servant des chiffres de la ration totale donnés dans les tables, quitte à l'augmenter ou à la diminuer suivant l'effet produit. On devra cependant observer que les quantités de matière sèche ne dépassent pas, pour 24 heures :

Pour les ruminants	3 à 3,5 %	du poids vif
» chevaux	2,5 à 3 %	»
» porcs	4,5 à 5 %	»

CALCUL DES RATIONS. — EXEMPLES

I. — *Chevaux accomplissant un travail modéré*

Quantités de principes nutritifs à faire entrer dans la ration. Pour 1.000 kilos de poids vif et par jour :

Matière sèche totale	20,0
Protéine digestible (MA)	1,5
Matière grasse (MG)	0,4
Matière hydrocarbonée (MH)	9,5
Somme des princ. nutritifs digest. (SUN)	12,0
Relation nutritive	1/7

Ration :

Foin (graminées et légumineuses)	10 k.
Avoine	6 k.
Son de blé	3 k.
Paille de blé	4 k.

Composition de la ration :

	MS	MA	MG	MH	SUN
Foin 10 k.	8,50	0,750	0,130	4,00	5,06
Avoine 6 k.	5,15	0,509	0,240	2,73	3,90
Son de blé 3 k.	2,60	0,320	0,070	1,33	1,82
Paille de blé 4 k.	3,40	0,030	0,016	1,40	1,50
	19,65	1,600	0,456	9,46	12,28

$$RN = \frac{1,600}{(0,446 \times 2) + 9,46} = \frac{1}{6,6}$$

Il va sans dire que cette ration, pas plus d'ailleurs que n'importe quelle autre, n'a été obtenue du premier jet : nous avons opéré par tâtonnement.

Les écarts qui existent entre les normes d'alimentation et les chiffres qui sont relatifs à la composition de la ration présentent des écarts négligeables. On peut d'ailleurs se rendre compte, si l'on a bien compris les développements qui précèdent, que toutes les conditions d'une bonne ration sont observées.

II.— *Vache laitière pesant* 600 *k. et donnant* 10 *litres de lait par jour* (GOUIN)

ALIMENTS	Poids	MA		MG		MH		Unités nutritives
		%	Total	%	Total	%	Total	
				Ration d'hiver : $RN = \frac{1}{7,4}$				
Paille de blé	4 k.	0,8	0 032	0,4	0 016	35,6	1 424	1 496
Foin de luzerne	5	10,0	0 500	1,0	0 050	33,5	1 675	2 295
Betteraves à sucre	40	0,8	0 320	0,05	0 020	15,8	6 320	6 680
Son	1	10,6	0 106	2,4	0 024	44,4	0 444	0 608
Tourteaux (coton non décort.)	3	18,0	0 540	5,9	0 177	17,7	0 531	1 496
Totaux			1k498		0k287		10k394	12k576
				Ration de Septembre : $RN = \frac{1}{6}$				
Paille	4 k.	0,8	0 032	0,4	0 016	35,6	1 424	1 496
Foin de luzerne	2	10,0	0 200	1,0	0 020	33,5	0 670	0 918
Maïs vert	42	0,7	0 294	0,2	0 084	8,2	3 444	3 948
Son	2	10,6	0 212	2,4	0 048	44,4	0 888	1 216
Tourteaux (coton non décort.)	3	18,0	0 540	5,9	0 177	17,7	0 531	1 497
Totaux			1k278		0k345		6k957	9k075

En se reportant aux tables de rationnement, on voit que la quantité de principes nutritifs à faire entrer dans la ration d'une vache donnant par jour 10 kilos de lait est de : MA 2,5, MG 0,5, MH 13, SUN 16,7. RN = 5,7, pour 1.000 k. de poids vif et par 24 heures, soit pour des vaches de 600 k., donnant 10 litres de lait par jour, conditions réalisées dans la pratique :

$$MA = \frac{2,5 \times 600}{1000} = 1,500$$

$$MG = \frac{0,5 \times 600}{1000} = 0,300$$

$$MH = \frac{13 \times 600}{1000} = 7,800$$

$$SUN = \frac{16,7 \times 600}{1000} = 10,020$$

III. — *Moutons à l'engrais. — Deuxième et dernière période*

Pour 1.000 k. de poids vif et par 24 heures :

Foin de pré .... 15 k.
Foin de luzerne 8
Betteraves 65
Tourteau de coprah 6

D'autre part, les quantités de principes nutritifs digestibles à faire entrer dans la ration de moutons ou brebis à l'engrais (2e période) sont, pour 1.000 kilos de poids vif, de :

Matière sèche .... 28 k.
Protéine digestible 3 5
Matière grasse digestible 0 6
Matières hydrocarbonées digestibles 14 5
Somme des princ. nutritifs digestibles 19 4
Relation nutritive 1.4 5

Les bons résultats obtenus par un éleveur qui a employé cette ration confirment la valeur de la méthode.

SUBSTITUTIONS

Il arrive, assez fréquemment, que l'on est dans l'obligation ou que l'on a intérêt à opérer des substitutions, à remplacer un aliment par un autre, dans les rations les mieux ordonnées.

La mauvaise conservation d'une récolte fourragère sur laquelle on comptait, la hausse du prix d'un aliment que l'on destinait aux animaux de la ferme, une nouvelle orientation de l'élevage par suite de la variation des cours de tel produit des animaux, une augmentation imprévue de l'effectif, sont autant de causes, pour n'en citer que quelques-unes, qui peuvent entraîner des modifications de la ration.

La nouvelle ration, cela va sans dire, doit répondre entièrement aux diverses conditions d'ordre physiologique qui viennent d'être exposées. Vouloir, par exemple, dans une ration d'équidé, substituer entièrement la paille à l'avoine, même en augmentant la somme des principes nutritifs digestibles, ce serait méconnaître l'existence des principes fondamentaux (relation nutritive, quantité de matière sèche à introduire dans la ration, digestibilité, etc. qui doivent présider à tout rationnement.

L'équivalence des rations étant acquise, il faut envisager uniquement le côté économique. Toute substitution doit être avantageuse pour l'éleveur, et, pour le savoir, il doit en établir le débit et le crédit. Or, pour pouvoir comparer utilement deux aliments, il ne suffit pas de connaître leur valeur aux 100 kilos et, plus ou moins empiriquement, leur effet nutritif : il faut un terme de comparaison établi sur des bases scientifiques.

Ce terme de comparaison sera l'*unité nutritive*. Le calcul des unités nutritives et la détermination de leur valeur sont l'objet de plusieurs méthodes. Nous adopterons celle de M. Mallèvre, parce que simple et applicable dans toutes les situations.

M. Mallèvre admet, pour les principes nutritifs, des coefficients égaux aux équivalents caloriques, c'est-à-dire MA = 1, MG = 2,4, MH = 1. Il établit la valeur de l'unité nutritive avec ou sans déduction de la valeur engrais.

Prenons un exemple qui nous sera fourni par la ration I, que nous avons donnée plus haut, ration dans laquelle nous voulons substituer le maïs à l'avoine :

Composition pour cent	de l'avoine	du maïs
MA	8,3 × 1,0 = 8,3	8,0 × 1,0 = 8,0
MG	4,0 × 2,4 = 9,6	4,0 × 2,4 = 9,6
MH	47,3 × 1,0 = 47,3	68,6 × 1,0 = 68,6
Sommes des unités nutritives	65,2	86,2

Ces articles sont cotés à la Bourse de Marseille, le 20 septembre 1912, aux 100 kilos : avoine blanche de Russie, 21 fr. 75 ; maïs Odessa moyen, 20 fr.

La valeur de l'unité nutritive, sans déduction de la valeur engrais ressort donc à :

21,75 : 65,2 = 0 fr. 333 dans l'avoine.
20,00 : 86,2 = 0 fr. 232 dans le maïs.

d'où une différence de 0,333—0,232 = 0 fr. 101 en faveur du maïs.

La ration comprenant 6 kilos d'avoine, soit :

$$\frac{65,2 \times 6}{100} = 3,91 \text{ unités nutritives,}$$

on réalise une économie de 3,91 × 0,101 = 0 fr. 395 en substituant le maïs à l'avoine.

On voit également que l'on peut remplacer ces 6 kilos d'avoine par :

$$\frac{100 \times 3,91}{86,2} = 4 \text{ k. } 536 \text{ de maïs.}$$

La composition de la ration et la relation nutritive ne subiront que de faibles modifications. Si la légère diminution de matière sèche offrait quelques inconvénients, on pourrait, facilement et économiquement, y remédier en augmentant la quantité d'aliment grossier (paille de blé).

Il convient d'ajouter que, d'une manière générale, les substitutions avec des produits autres que ceux de l'exploitation portent sur les aliments riches ; c'est, qu'en effet, les frais de transport et de manutention grèvent la valeur de l'unité nutritive des aliments grossiers dans des proportions telles que, le plus souvent, leur emploi n'est plus économiquement possible.

Les principes qui viennent d'être exposés aideront les zootechniciens à établir des formules de ration qui conviennent bien aux productions auxquelles ils veulent se livrer.

Mais, il est essentiel de faire remarquer que l'on ne doit pas accorder au calcul des rations par l'emploi des tables, une précision mathématique.

Remarquons, en effet, que les analyses données par les tables ne représentent que des moyennes. Il serait donc indispensable, pour ne faire du rationnement que d'après le calcul mathématique, d'avoir, dans chaque cas, les analyses des aliments employés : les grandes administrations et les gros éleveurs, seuls, y trouveraient leur compte.

D'autre part, dans la solution de tout problème zootechnique, il faut faire intervenir un facteur important : *l'individualité*. Chaque animal intervient avec son caractère propre, qui peut modifier les moyennes établies pour le calcul des rations.

On doit donc conclure que les indications précieuses fournies par les tables d'alimentation et de rationnement doivent toujours être contrôlées et précisées par l'observation et par l'expérience. C'est à l'intéressé intelligent, lorsqu'il a adopté une méthode de rationnement, d'en suivre les effets et d'y apporter, le cas échéant, toutes les modifications nécessaires.

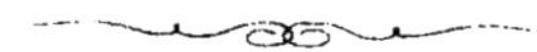

Extrait des tables relatives à la composition chimique des aliments et au rationnement des animaux domestiques, dressées par M. Mallèvre, professeur de zootechnie à l'Institut agronomique d'après les tables de Wolff remaniées par Lehmann, publiées par la Société d'alimentation rationnelle du bétail.

TABLE I. — Remarques explicatives.

1° La colonne 6 contient la protéine et les corps amidés.

2° Le chiffre de la colonne 7. Matières grasses, devra être multiplié par 2.4 pour le calcul de la relation nutritive et des unités nutritives.

3° La colonne 8 contient les hydrocarbonés et la cellulose digestibles.

4° La colonne 9 renferme les chiffres des colonnes 6 et 8, plus ceux de la colonne 7 multipliés par 2.4.

5° Le chiffre de la colonne 10, (Amides), devra être déduit de la colonne 6, (Protéine), et ajouté à celui de la colonne 8, (Matières hydrocarbonées), pour le calcul de la relation nutritive d'après la deuxième formule.

6° La colonne 11, comprend la cellulose digestible contenue dans la colonne 8. On devra, dans le calcul de la relation nutritive d'après la formule II, retrancher la cellulose des matières hydrocarbonées, de manière à obtenir les extractifs non azotés, et prendre seulement la moitié de la cellulose digestible que donne la colonne 11.

7° La colonne 12 donne le dénominateur de la relation nutritive calculée d'après la première formule, c'est-à-dire avec les chiffres des colonnes 6 et 8 et avec ceux de la colonne 7 multipliés par 2.4.

TABLE I.

COMPOSITION MOYENNE DES ALIMENTS ET LEUR TENEUR EN MATIÈRES DIGESTIBLES.

DÉSIGNATION DES ALIMENTS	100 GRAMMES DE L'ALIMENT DÉSIGNÉ RENFERMENT :											RELATION NUTRITIVE : 1 :
		PRINCIPES BRUTS.				PRINCIPES NUTRITIFS DIGESTIBLES.				Y COMPRIS :		
	MATIÈRE SÈCHE	Protéine (matière azotée totale).	Matière grasse.	Extractifs non azotés.	Cellulose brute.	Protéine (MA).	Matière grasse (MG).	Matières hydrocarbonées (MH).	Somme des principes nutritifs digestibles (MA + MG × 2.4 + MH).	Amidon.	Cellulose.	
	1	2	3	4	5	6	7	8	9	10	11	12
I. FOURRAGES VERTS.												
(a) GRAMINÉES.												
oine fourrage (à l'épiage) ..	19.0	2.4	0.5	8.0	6.6	1.4	0.2	8.5	10.1	0.2	3.6	6.4
rbe de pâturage	20.0	3.5	0.8	9.5	4 2	2.5	0.4	9.9	13.1	0 9	2.6	4.4
ïs fourrage (précoce)......	19.4	1.7	0.5	10.4	5.6	1.0	0.3	9 8	11.5	0.4	3.1	10.5
rbe de prairie douce (moyenne).	28.0	3.3	0.8	12.4	9.1	1.9	0.4	13.2	16.1	0.5	1 8	7.5
(b) TRÈFLES ET ANALOGUES.												
nfoin	19.0	3.7	0.7	7.6	5.8	2.7	0 5	8.3	12.2	0 9	2.3	3.5
fle incarnat................	18.5	2.9	0.6	7.2	6.0	1.6	0.3	7.5	9.8	0.6	2.5	5.1
zerne très jeune	19.0	5.5	0 7	6.5	4.4	4.3	0.3	6.7	11.7	1.6	1.9	1 7
zerne, début de la floraison.	24.0	4.3	0.8	8.7	8.2	3.1	0 3	9.0	12.8	1 2	3 2	3.1
fle rouge en pleine floraison	20.0	3.1	0.6	9 1	5.8	1.7	0.1	9.0	11.7	0.6	2.9	5.9
fle blanc en fleurs	19 5	4.0	0.8	7.5	5.2	2 6	0.5	7.8	11.6	0.8	2.5	3.5
(c) AUTRES LÉGUMINEUSES.												
verolle fourrage.	15.0	3.4	0 6	6.3	3.2	2.5	0.1	5 7	9.2	0.8	1.5	2.7
sce fourrage...	18.0	3.7	0.6	6 6	5.5	2.6	0.3	6.7	10.6	0.7	2.7	2.8
sce velue..................	16.5	4.2	0 6	5.1	5 0	2.9	0.1	5.3	9.2	1.0	2.5	2.2
ntille ers..................	16 2	3.9	0.5	6 7	3.4	2.9	0.3	6.0	9.6	0.9	2.0	2.3
(d) PLANTES FOURRAGÈRES DIVERSES.												
ardon très jeune.	13.3	2.9	0 9	6.1	1.4	2.2	0.6	6.0	9 6	0 3	1.0	3.4
yère........................	45.2	3.7	3.0	15.1	19.7	1.9	1.0	15.6	19.9	0.3	6.5	9.5
onc épineux.................	50.0	5.2	1.2	17.1	24.0	2.2	0.5	19.9	23.3	0.5	9.6	9.6
(e) FANES, FEUILLES, ETC.												
oux fourrage................	14.3	2 5	0.7	7.1	2 4	1.8	0.4	7.4	10.2	0.6	1.7	4.7
uilles de carottes..........	18.0	3.3	0.9	7.2	3.0	2.2	0.5	7.0	10.4	0.6	1.7	3.7
les de betteraves fourragères........	11 0	2.4	0.4	4.6	1.6	1.6	0.2	4 4	6.5	0.7	1.0	3.1
ou cabus....................	10.0	1.9	0.2	4.9	1 8	1.4	0 1	4.9	6.5	0.5	1.0	3.6
uilles de betteraves à sucre.	12.0	2.6	0.4	4.4	2.2	1.7	0.2	4.6	6.8	0.4	1.2	3.6

DÉSIGNATION DES ALIMENTS	100 GRAMMES DE L'ALIMENT DÉSIGNÉ RENFERMENT :										
		PRINCIPES BRUTS.				PRINCIPES NUTRITIFS DIGESTIBLES.					
										Y COMPRIS :	
	Matière sèche	Protéine (matière azotée totale).	Matière grasse.	Extractifs non azotés	Cellulose brute.	Protéine (MA).	Matière grasse (MG).	Matières hydrocarbonées (MH).	Somme des principes nutritifs digestibles (MA + MG × 2.4 + MH).	Amides.	Cellulose.
	1	2	3	4	5	6	7	8	9	10	11
(*f*) FEUILLES D'ARBRES ET BRINDILLES.											
Feuilles de peuplier (octobre)	45.0	5.8	4.6	21.3	9.3	3.2	3 0	17.1	27 5	0.8	3.1
Brindilles [1] (en hiver)	75.0	4.6	1.9	40.3	26.7	0.7	0.3	20.1	21.5	0.1	4.0
Brindilles (au printemps)	70.0	2.6	1.4	36.2	28.2	0.3	0.2	13.7	14.5	0.1	2.8
II. FOINS.											
(*a*) FOIN DE PRAIRIE.											
Foin de très bonnes graminées et légumineuses — très jeune	84.0	15.0	3.5	38.0	20 0	10.8	2.2	40.9	57.0	4.5	13.2
Foin de très bonnes graminées et légumineuses — mûr	85.0	12.0	2.3	39.5	24.0	7.5	1.3	40.0	50.6	2.0	13.9
Foin de très bonnes graminées et légumineuses — vieux	86.0	8.5	2.0	39.0	30.3	4.4	1.0	39.3	46.1	1.0	15.2
Foin de bonnes graminées — très jeune	84.0	13.0	3 0	40.0	20.8	9.4	1.7	42 5	56.0	3.3	14 1
Foin de bonnes graminées — mûr	85.0	10.0	2.0	42.0	26.0	6.0	1.0	42.5	50.9	1.6	15.3
Foin de bonnes graminées — vieux	86.0	7 0	1.7	38.3	34.0	3.5	0.8	38.4	43.8	0.7	17.7
Foin de graminées et plantes adventices (2e qualité) — très jeune	84.0	12.0	2 8	41.2	21.0	8.2	1.6	42.7	54.7	3.0	13.9
Foin de graminées et plantes adventices (2e qualité) — mûr	85.0	9.5	2.0	42.0	26.0	5.5	1.0	40.8	48.7	1.6	14.8
Foin de graminées et plantes adventices (2e qualité) — vieux	86.0	7.0	1.7	38.0	34 3	3.4	0.7	36.9	42.0	0.7	17.1
Foin de graminées mélangées de jonc (3e qualité) — très jeune	84.0	11.0	2.5	38.0	25.5	6.9	1.3	41.5	51 5	2.2	15.3
Foin de graminées mélangées de jonc (3e qualité) — mûr	85.0	9.2	2 0	40.0	28.0	5.0	0.9	38.0	45.2	1 4	14.0
Foin de graminées mélangées de jonc (3e qualité) — vieux	86.0	6.0	1 5	38.0	35.5	2.6	0.5	34.6	38.4	0.5	15.6
(*b*) GRAMINÉES ET ANALOGUES.											
Phalaris arundinacea	87 5	5.5	1.2	36.4	38.0	3.3	0.6	40.8	45.5	0 7	19.0
Avoine à la floraison	88.5	7.5	2.4	42.4	30.1	3.8	0.9	38.9	44.9	1.5	14.7
Fromental	86.0	11 2	2.3	32.5	30.1	5.6	0.7	33.5	40.8	2.2	16.0
Ray grass d'Italie	85.7	11.2	3.2	40.6	22.9	7.1	1.4	41.5	52.0	2 2	14.9
Plantes de prairies acides : carex	86.0	9.1	2.1	45.9	25.2	4.5	0.9	34.9	41.6	0.9	12.0
Plantes de prairies acides : prèle	86.0	14.9	1.7	43.3	14.7	8 9	0.9	27 0	38.1	1.5	6.0
Plantes de prairies acides : jonc	86.0	11.8	1.8	44.3	23.1	6 0	0.7	33.0	40.7	1.2	11.0
Plantes de prairies acides : scirpus	86.0	9.2	1.9	50.7	22.0	4.7	0.8	34.0	40.6	1.0	10.0

(1) Ces brindilles sont demi-sèches et ont un diamètre qui ne dépasse pas 2 centimètres.

ÉSIGNATION DES ALIMENTS	100 GRAMMES DE L'ALIMENT DÉSIGNÉ RENFERMENT :											RELATION NUTRITIVE : 1 :
	MATIÈRE SÈCHE	PRINCIPES BRUTS.				PRINCIPES NUTRITIFS DIGESTIBLES.						
		Protéine (matière azotée totale).	Matière grasse.	Extractifs non azotés.	Cellulose brute.	Protéine (MA).	Matière grasse (MG).	Matières hydrocarbonées (MH).	Somme des principes nutritifs digestibles (MA + MG × 2.4 + MH).	Y COMPRIS Amides.	Cellulose.	
	1	2	3	4	5	6	7	8	9	10	11	12
(*c*) TRÈFLES ET ANALOGUES.												
foin, début de la floraison	84.2	15.4	3.2	34.0	24.9	10.9	2.1	35.9	51.8	3.1	10.5	3.7
foin, pendant la floraison.	84.8	13.3	2.5	34.5	28.5	9.3	1.6	35.7	48.8	2.0	10.3	4.2
e incarnat	83.3	12.2	3.0	34.6	26.0	6.2	1.4	34.9	44.5	2.6	11.9	6.2
rne, début de la floraison	83.5	16.0	2.5	31.6	26.6	12.3	1.2	33.5	48.7	3.9	11.3	3.0
rne, pendant la floraison.	84.3	14.4	2.5	31.3	29.0	10.0	1.0	33.5	45.9	3.6	12.5	3.6
ouge, pendant la floraison	84.0	12.5	2.5	38.0	25.0	8.1	1.4	38.3	49.8	2.6	11.7	5.1
e blanc.	83.5	14.5	3.5	33.9	25.6	8.1	2.0	35.9	48.8	2.5	12.2	5.0
(*d*) AUTRES LÉGUMINEUSES.												
fourrage, pendant la floraison	83.3	17.0	2.1	29.5	26.1	11.0	1.1	30.6	45.0	4.0	12.9	3.1
e velue	86.0	23.0	2.5	25.5	27.5	18.3	1.5	29.8	51.7	5.5	13.2	1.8
nge de vesce et avoine	83.3	12.6	2.3	33.2	28.0	7.2	1.1	35.0	41.8	2.0	15.4	5.2
ille ers	84.0	20.3	2.4	35.0	17.5	11.2	1.5	36.8	51.6	3.8	8.8	2.8
(*e*) PLANTES FOURRAGÈRES DIVERSES.												
asin	87.0	10.5	1.7	38.1	30.1	6.5	0.9	38.1	46.8	2.0	17.0	6.2
c épineux	85.0	9.0	2.0	28.7	41.8	3.6	0.9	33.9	39.7	0.9	16.7	10.0
(*f*) FANES, FEUILLES.												
lles de vigne (automne)	88.0	11.1	5.7	52.9	8.0	6.7	1.5	37.1	51.9	»	3.0	7.2
(*g*) FEUILLES D'ARBRES ET BRINDILLES.												
les de peuplier (octobre)	84.0	10.8	8.7	39.6	17.4	6.0	6.9	31.8	54.3	»	5.6	8.0
dilles d'acacia	93.0	7.9	1.7	18.3	31.5	5.1	0.6	29.5	36.0	»	6.6	6.0
les d'orme	88.0	15.9	2.9	49.9	8.6	11.6	0.7	45.6	58.9	3.0	4.9	4.1
III. FOIN BRUN.												
es graminées (couleur claire)	85.0	10.1	2.2	38.0	28.7	6.9	1.3	41.0	51.0	1.7	16.9	6.4
es graminées (couleur brune)	84.0	13.4	3.1	27.0	33.2	2.4	2.0	35.5	42.7	2.1	22.5	16.8
oin	89.0	17.3	4.2	30.2	31.0	11.4	2.8	32.3	50.3	3.9	13.0	3.4
rne	80.0	12.9	3.1	33.8	21.4	9.0	1.6	28.2	41.0	2.8	9.6	3.5
	70.0	5.7	1.6	34.3	21.8	2.7	1.0	31.8	39.9	1.6	12.9	13.8
e rouge (couleur claire)	84.0	13.5	2.4	35.0	26.6	8.2	1.4	32.0	43.6	2.9	12.5	4.3
e rouge (couleur brune)	85.0	17.0	2.6	30.0	27.6	3.8	1.8	22.7	30.8	3.5	12.9	7.1
IV. FOURRAGES ENSILÉS ET PRESSÉS.												
(*a*) FOURRAGES ENSILÉS.												
foin, acide, clair	16.7	3.4	1.0	5.1	5.9	1.7	0.7	5.4	8.8	1.2	2.4	4.2
oin, doux, foncé	17.5	3.8	1.1	6.2	5.1	1.3	0.8	6.0	9.2	0.8	1.9	6.1

DÉSIGNATION DES ALIMENTS	100 GRAMMES DE L'ALIMENT DÉSIGNÉ RENFERMENT :										
		PRINCIPES BRUTS.				PRINCIPES NUTRITIFS DIGESTIBLES.					
										Y COMPRIS	
	MATIÈRE SÈCHE	Protéine (matière azotée totale).	Matière grasse.	Extractifs non azotés.	Cellulose brute.	Protéine (MA).	Matière grasse (MG).	Matières hydrocarbonées (MH).	Somme des principes nutritifs digestibles (MA + MG × 2.4 + MH).	Amides.	Cellulose.
	1	2	3	4	5	6	7	8	9	10	11
(*a*) FOURRAGES ENSILÉS (*suite*).											
Bonnes graminées, acides....	22.5	2.6	1.1	9 2	7.1	1.7	0.7	9.6	13 0	0.8	4
Avoine fourrage, épiée, acide.	23.7	1.9	0.8	10.7	8.5	1.1	0 4	11.0	13.1	0.5	5.
Maïs fourrage, acide..	17.7	1.4	0.8	8.6	5.5	0.8	0 6	9.1	11.3	0.4	3.
Luzerne, acide.	17.1	3.8	1.5	4.7	5.0	2.8	0.9	5.3	10.3	1.3	2.
Trèfle rouge, acide, clair.....	20 8	4.2	2.2	6.4	5.9	2.8	1.5	7.1	13.5	1.3	2.
Trèfle rouge, doux, foncé.....	19.0	3.8	2.0	5.0	6.1	2.4	1.4	6.0	11.8	0 8	3.
Feuilles de betteraves fourragères, acides...	21.2	3.0	1 1	9.6	3.0	2.0	0·7	6.8	10.5	1.3	1.
(*b*) FOURRAGES PRESSÉS.											
Graminées, claires, acides...	32.0	3 8	2.7	12.9	9.9	1.9	1.6	13.4	19.1	1.1	5.
Luzerne, claire, acide..... ..	19 6	2.0	1.5	7.5	7.0	1.1	1 0	8.8	12.3	0.7	4.
Maïs, clair, acide...........	30.0	5.6	2.0	11.6	8.5	3.9	1.3	11.6	18.6	1.9	3.
Trèfle rouge, clair, doux.. ...	33.0	6.0	2.2	10.5	11.9	3 0	1.5	11.8	18.4	0.6	5.
V. PAILLES.											
(*a*) GRAMINÉES.											
Avoine.....................	85 6	3.5	1.8	37.3	38.1	1.2	0.6	38 5	41.1	0.1	21.
Riz.........................	85.6	5.6	2.0	28.8	36.4	2.5	0.9	30.9	35.6	0.2	20.
Orge de Printemps..........	85.7	3.5	1.4	36 7	40.0	1.3	0.5	40.6	43.1	0.1	22.
Orge d'hiver................	85.7	3.3	1.4	32.5	43.0	0.8	0.4	31.4	33 2	»	21.
Blé d'hiver..................	85 7	3.0	1.2	36.9	40.0	0.8	0.4	35.6	37.4	»	22.
Paille de céréales d'hiver moyennes..............	85.7	3.0	1.3	34.6	42.0	0.8	0.4	36 0	37.8	»	23.
Paille de céréales d'hiver très bonnes.................	85.7	4.5	1.4	36.7	37.8	1.2	0.4	34.4	36.6	0.1	20.
(*b*) LÉGUMINEUSES.											
Féveroles..................	82.0	9.2	1.0	32.2	35.0	4.7	0.5	34 4	40 3	0.8	14.
Vesces	81.0	7.5	1.3	28.9	41 0	3.4	0.6	31.5	36.3	0.8	16.
Paille de légumineuses moyennes...	84 0	8.1	1.0	32.4	38.0	4.2	0.5	33.5	38.9	0.5	15.
Paille de légumineuses très bonnes.......	84.0	10.2	1.3	33.2	34.2	5.0	0 6	34.6	41.0	1.0	15.
Vesce velue.................	88.0	6.8	1.2	33.2	40.1	3.0	0.6	34.0	38.4	0.7	16.
VI. BALLES ET SILIQUES.											
(*a*) GRAMINÉES.											
Avoine	86.0	4.5	2.1	38.8	30.3	1.7	1.0	32.6	36.7	0.5	13.
Orge	85.7	3.0	1.5	38.2	30.0	1.2	0 6	35.0	37.6	0.3	16.5
Epi de maïs dépourvu de graine.........	86.9	3.5	1.0	41.2	38 9	1.6	0.4	41.7	11.3	0.4	19.5

DÉSIGNATION DES ALIMENTS	100 GRAMMES DE L'ALIMENT DÉSIGNÉ RENFERMENT : PRINCIPES BRUTS. Matière sèche	Protéine (matière azotée totale).	Matière grasse.	Extractifs non azotés.	Cellulose brute.	PRINCIPES NUTRITIFS DIGESTIBLES. Protéine (MA).	Matière grasse (MG).	Matières hydrocarbonées (MH).	Somme des principes nutritifs digestibles (MA + MG × 2.4 + MH).	Y COMPRIS : Amides.	Cellulose.	RELATION NUTRITIVE : 1 :
	1	2	3	4	5	6	7	8	9	10	11	12
(a) GRAMINÉES (suite).												
....	90.3	3.4	1.4	27.0	42.8	1.2	0.5	31.4	33.8	0.3	17.5	27.2
....	85.7	4.5	1.6	37.0	32.6	1.4	0.7	22.8	25.9	0.4	12.1	17.5
(b) LÉGUMINEUSES.												
roles..................	85.0	10.5	2.0	33.5	33.0	5.1	1.2	35 5	43.5	1 0	14.3	7.5
es......................	85.0	9.5	2.0	33.5	31.5	4 7	1.2	43 6	51.2	1.0	13.5	9.9
(c) AUTRES PLANTES.												
hides..................	89.4	7.1	3.2	15.3	60.8	2.5	1.4	24.3	30.2	0.6	18.2	11.1
....	88.4	3.5	3.4	35.0	40.7	1.7	1.7	33.8	39.6	0.3	16.3	22.[illegible]
VII. RACINES ET TUBERCULES.												
raves fourragères, petites	13 0	1.1	0.1	10.1	0.8	0.9	0.06	10.2	11.2	0.7	0 5	11.4
raves fourragères, grosses	11.0	1.4	0.1	6.6	1.0	1.0	0.06	6 9	8.0	0.8	0.6	7.0
mes de terre moyennes...	25.0	2.1	0.1	21.0	0.7	1.6	0.08	21 0	22 8	1 0	0.1	13 2
mes de terre très riches eau..................	18.0	1.7	0.1	14 7	0.6	1.3	0.06	15.1	16.5	0.8	0.3	11 7
mes de terre passablement hes en eau..............	21.0	1.9	0 1	17.5	0.6	1.4	0.07	17.5	19.1	0.9	0.3	12.6
nes de terre pauvres en u......................	26.0	2.1	0.2	21.9	0.7	1.6	0.10	21 9	23.7	1.1	0.1	13.8
nes de terre très pauvres eau..................	32.0	2.5	0.2	27.2	1.0	1.9	0.12	27.6	29.8	1.2	0.5	14.7
mes de terre moyennes, ge-s, cuites à la vapeur et silées..................	29.5	2.2	0.1	25.2	0.8	1.7	0.09	23.0	21.9	1.0	0.5	13 6
mes de terre moyennes, ites à la vapeur, ensilées.	31.4	1.6	»	28.0	1.0	1.1	»	27.0	28 1	0.8	0.6	24.5
mes de terres crues en-ées....................	44.7	2.1	0.1	40.5	1.1	1.4	0.07	38.2	39.8	1.2	0.6	27.4
bagas..................	13.0	1.3	0.1	9.5	1.1	0.9	0.09	9.5	10.6	0.6	0 6	10 8
ttes....................	15.0	1.4	0.2	10.8	1 7	1.0	0.13	11.4	12.7	0.5	1.0	11.[illegible]
s........................	8.5	0.9	0.1	6.0	0.8	0.6	0.08	5.8	6.6	0.4	0.5	10.0
nambours..............	20.0	1.8	0.2	16.0	1.0	1.4	0.12	16.4	18.1	0.8	0.6	11.9
eps (navet)............	8.0	1.1	0.1	5.3	0.8	0 7	0.08	5.2	6.1	0.5	0 5	7.7
rave à sucre............	18.5	1.0	0.1	15.4	1.3	0.8	0.05	15.8	16.7	0.6	0.7	19.9
VIII. GRAINES ET FRUITS.												
(a) GRAMINÉES.												
moyenne................	85.7	9.5	2.1	67.7	3.9	7.0	1.9	63 5	75.1	»	1.2	9.7
à grains pleins..........	85.7	8.9	1.7	70.4	2.5	6.3	1.6	64.6	74.7	»	0.8	10.8

DÉSIGNATION DES ALIMENTS	100 GRAMMES DE L'ALIMENT DÉSIGNÉ RENFERMENT :										
		PRINCIPES BRUTS.				PRINCIPES NUTRITIFS DIGESTIBLES.					
										Y COMPRIS :	
	MATIÈRE SÈCHE	Protéine (matière azotée totale).	Matière grasse	Extractifs non azotés.	Cellulose brute.	Protéine (MA).	Matière grasse (MG).	Matières hydrocarbonées (MH).	Somme des principes nutritifs digestibles (MA + MG × 2.4 + MH).	Amides.	Cellulose.
	1	2	3	4	5	6	7	8	9	10	11
***(a)* GRAMINÉES (*suite*).**											
Orge à grains plats	85.7	10.5	2.6	63.8	6.0	7 4	2 3	60.7	73.6	»	2.0
Avoine moyenne	86.7	10.5	4.8	58.0	10.3	8.5	4.0	47.3	65.2	0.5	2.6
Avoine à grains plats	86.7	12.5	5.5	50.7	14.5	9.5	4.5	42.0	62.3	0.6	3.3
Avoine à grains très pleins	86.7	8.5	4.0	62 8	8.5	7.0	3.5	50.6	66.0	0.4	2.1
Maïs	87.3	10.1	4.7	68 6	2.3	8.0	4.0	68.6	86.2	0.5	1.1
Maïs, l'épi entier	88.5	8.0	3.9	68.4	6.7	6 0	3.1	62.1	75.5	0.3	4.0
Riz décortiqué	86.0	7.7	0.4	75.2	2.2	6.9	0.3	72.7	80.3	0.7	1.1
Seigle moyen	86.0	11.0	2.0	68.7	2.5	9.9	1.6	65.8	79.5	0.5	1.3
Sorgho (sorghum vulgare)	81.8	9.8	3.3	67.5	2.5	7.8	2.7	57.1	71.4	0.5	1.3
Blé moyen	85.6	12.5	2.0	67.1	2.3	11.3	1.6	64.9	80.0	1.1	1.1
Blé de printemps	86.0	13.2	2.0	66 0	3.0	12.0	1.6	64.3	80.1	1.2	1.4
Blé à grains plats	85.6	14.0	2.0	63.2	4.5	12.7	1.6	62.6	79.1	1.3	2.0
Blé à grains pleins	85.6	11.0	2.0	69.0	1.9	10.0	1.6	66 7	80.5	1.0	0 9
***(b)* LÉGUMINEUSES.**											
Féveroles	85 6	25.0	1.6	48.9	6.9	22.0	1.4	50.0	75.4	1.9	5.0
Pois	85 6	22.6	1.9	53.0	5.4	20.1	1.4	53.0	76.5	2.5	3 5
Lentilles	85.7	24 6	2.2	50 7	5.2	22.2	1 9	51.1	77.9	1.8	3.4
Lupin jaune	86.0	36.6	4.7	27.2	14.2	32.9	4.2	38.9	81.9	3.8	14.2
Lupin noir	83.6	36.4	4.7	25.5	13.3	32.8	4.0	36.3	78.7	3.5	13.3
Vesce velue	84.0	23.1	1.5	49.3	7 1	20.4	1.4	50.5	74.3	2.5	4.7
Vesce	86.6	26.4	1.8	48.6	6.6	23.3	1.6	50.0	77.1	2.9	5.0
***(c)* GRAINES OLÉAGINEUSES.**											
Coton	88.6	19.9	25.3	20.2	1.9	14.5	22.8	13.7	82 9	0.8	4.4
Arachide	93.3	29.0	45.2	6.2	9.9	24 5	42.2	7.7	133.5	1.5	4.0
Lin	87.7	20.5	37.0	19 6	7.2	20.1	35.2	18.9	123 5	1.0	6.5
Œillette	88.6	18.5	40 9	17.1	5.9	15 7	38 5	16.9	125.0	0 8	3.2
Noix de palme	92.2	8.4	49 2	26 8	6.0	8.0	48.2	30.3	154.0	0.4	4.9
Sésame	94.9	19.6	41 4	17.1	9.2	17.0	38 1	16.1	121.5	1.0	4.1
***(d)* AUTRES GRAINES, ETC.**											
Sarrasin	86.8	10.1	1.5	58.4	15.0	7.5	1.1	51.8	61.9	»	8.0
Glands frais	44 7	2.5	1 9	34 8	4.4	2.0	1.5	31.0	39.6	»	2.7
Glands décortiqués et desséchés	83.0	5.1	4.0	67.4	4.5	4.1	3.2	63.5	75.0	»	2.8
Caroubes	87.0	4.0	2.0	73.3	5.9	2.7	1.1	74 2	79.5	»	4 6
Marrons d'Inde frais	50.8	4.3	1.6	41.3	2.0	3.4	1.3	38 1	44.6	»	1.2
Marrons d'Inde frais, décortiqués	51.0	3.1	2.1	43.2	0.8	2 5	1.7	41.5	48.1	»	0.5
Marrons d'Inde décortiqués, séchés	85.4	7.0	4.3	68.6	3.4	5.0	3.5	65.2	78.6	»	2.1
Betterave fourragère	86.1	11.9	5.3	28 8	33.2	7.2	3.2	29.4	44.3	»	11.6
Betterave à sucre	87.8	10.8	4.2	32.5	32.6	6 5	2.5	30 7	43.2	»	11.4
Prunes	18.8	0.8	0.3	11.6	5.4	0.6	0 2	12.6	13.7	»	1.8

...ÉSIGNATION DES ALIMENTS	100 GRAMMES DE L'ALIMENT DÉSIGNÉ RENFERMENT : Matière sèche	Principes bruts. Protéine (matière azotée totale).	Principes bruts. Matière grasse.	Principes bruts. Extractifs non azotés	Principes bruts. Cellulose brute.	Principes nutritifs digestibles. Protéine (MA).	Principes nutritifs digestibles. Matière grasse (MG).	Principes nutritifs digestibles. Matières hydrocarbonées (MH).	Principes nutritifs digestibles. Somme des principes nutritifs digestibles (MA + MG × 2.4 + MH).	Y compris : Amides.	Y compris : Cellulose.	RELATION NUTRITIVE : 1 :
	1	2	3	4	5	6	7	8	9	10	11	12

IX. Produits et résidus industriels.

(a) Résidus de meunerie.

	1	2	3	4	5	6	7	8	9	10	11	12
...d'arachide	89.2	22.4	1.2	23.8	18.7	16.8	16.3	25.0	80.9	0.5	9.3	3.8
...loppe d'arachide avec son	92.0	8.2	4.1	16.3	53.2	4.9	2.4	21.2	31.9	»	16.1	6.1
...oulage d'orge	86.8	12.6	2.9	65.4	3.0	10.2	2.1	55.8	71.8	1.2	1.5	6.0
...ne de gruaux d'orge	87.5	12.2	3.3	60.2	7.2	9.5	2.6	50.0	65.7	1.2	2.4	5.9
...d'orge	87.7	10.3	3.3	50.6	16.5	7.8	2.5	41.0	51.8	1.1	4.1	6.0
...ris d'orge mondé	89.1	13.4	3.9	52.2	13.2	10.7	2.7	48.4	65.6	1.8	6.6	5.1
...loppes d'avoine	90.6	2.7	1.3	52.2	27.9	1.3	0.6	30.1	32.8	0.1	14.0	24.2
...oulage d'avoine gros	89.9	9.6	4.3	51.6	17.2	6.8	3.5	40.1	55.3	1.0	14.0	7.9
...oulage d'avoine fin	89.7	13.6	5.6	53.5	11.0	10.5	1.5	41.8	66.1	1.4	8.6	[illegible]
...d'avoine	89.0	8.4	3.4	47.3	21.6	4.0	1.6	31.4	42.2	0.4	10.8	9.5
...de maïs	88.2	10.2	3.8	61.8	9.0	7.9	3.4	56.6	72.7	0.9	3.0	8.2
...oulage de riz	88.6	12.0	12.0	47.4	8.0	7.6	10.2	42.9	75.0	0.7	2.1	8.9
...de riz	90.1	5.3	2.7	39.7	30.0	2.6	1.3	28.6	31.3	»	9.0	12.2
...de seigle	87.5	11.5	3.4	59.0	6.0	11.4	2.2	47.6	61.3	1.5	1.1	[illegible]
...de sorgho	89.5	13.8	4.5	65.8	3.4	11.0	3.2	51.0	72.7	1.3	1.1	5.6
...oulage de froment	87.1	14.2	3.2	62.9	4.4	11.7	2.7	51.1	72.6	1.4	2.2	5.2
...de froment fin	87.9	14.1	4.2	58.2	7.3	11.0	2.9	47.2	65.2	1.4	2.1	4.9
...de froment gros	86.4	13.6	3.1	51.9	8.9	10.6	2.4	44.1	60.8	1.3	2.1	4.7

(b) Résidus des industries de fermentation.

	1	2	3	4	5	6	7	8	9	10	11	12
...che de brasserie fraîche	23.8	5.1	1.7	10.7	5.1	3.7	1.4	8.8	15.9	0.1	2.0	3.3
...che de brasserie desséchée	90.5	20.6	7.0	42.2	16.0	11.1	5.7	32.8	60.9	0.9	6.2	3.2
...nes de maïs	85.7	24.9	12.2	37.2	5.3	20.8	11.2	25.3	83.0	7.3	3.2	3.0
...nes de malt (orge)	88.2	23.3	2.1	42.8	12.4	19.1	1.0	49.5	71.0	7.0	11.8	2.7
...che de distillerie desséchée	93.1	22.1	5.3	40.6	11.7	16.1	1.5	31.9	58.8	1.2	5.8	2.6
...dus de distillerie de pommes de terre	5.6	1.4	0.2	2.7	0.6	1.4	0.2	3.2	5.1	0.1	0.6	2.6
...dus de distillerie de pommes de terre desséchées	87.4	21.8	3.9	41.3	9.1	21.8	3.9	50.7	81.9	5.4	9.1	2.7
...dus de distillerie de maïs	9.0	2.3	1.0	4.4	0.8	1.8	0.9	4.1	8.1	0.1	0.1	3.7
...dus de distillerie de maïs desséchés	89.9	22.9	10.0	44.2	7.9	18.3	9.0	43.8	83.7	1.0	4.0	3.6
...dus de distillerie de mélasse	10.0	2.8	»	4.1	»	2.8	»	4.1	6.9	2.3	»	1.5
...dus de distillerie de riz desséchés	85.1	11.2	0.5	68.8	1.0	12.8	0.5	65.9	79.9	0.5	0.5	5.2
...dus de distillerie de froment	9.5	2.7	0.5	5.0	0.8	2.2	0.1	4.9	8.1	0.4	0.4	2.7
...dus de distillerie de froment desséchés	88.0	25.0	1.7	46.1	7.4	20.0	1.2	45.2	75.3	3.0	3.7	2.8

DÉSIGNATION DES ALIMENTS	100 GRAMMES DE L'ALIMENT DÉSIGNÉ RENFERMENT :										
	MATIÈRE SÈCHE	PRINCIPES BRUTS.				PRINCIPES NUTRITIFS DIGESTIBLES.				Y COMPRIS :	
		Protéine (matière azotée totale).	Matière grasse.	Extractifs non azotés.	Cellulose brute.	Protéine (MA).	Matière grasse (MG).	Matières hydrocarbonées (MH).	Somme des principes nutritifs digestibles (MA + MG × 2.4 + MH).	Amides.	Cellulose.
	1	2	3	4	5	6	7	8	9	10	11
(c) RÉSIDUS D'AMIDONNERIE.											
Pulpe de pommes de terre....	11.0	0 8	0.1	11.7	1.0	0.7	0.1	11.8	12.7	0.1	0.6
Pulpe de pommes de terre desséchée....................	89.9	3.5	0.4	68.1	11.9	3 2	0.3	73.2	77.1	0.4	7.9
Gluten sec.......	88.4	68 6	5.0	12 9	0.3	66.8	4.2	12.8	89 7	6.5	0.1
Résidus de maïs secs.........	87.4	18.1	6.3	60.7	1.3	14.5	5.4	56.0	83.5	3.0	0.8
Résidus pressés de riz.........	14.2	12.3	1.3	29.5	0 5	9.8	1.1	27.2	39.6	2.8	0.3
Résidus pressés de riz secs ..	86.1	18.1	2.9	61.8	2.1	14.5	2 5	57.5	78.0	3.4	1.3
Drèche d'amidonnerie (froment).	28.6	4.2	1.1	20.2	2.8	3.6	0.9	19.0	24.8	0.6	1.[illegible]
Drèche d'amidonnerie (riz) desséchée	92.2	36.3	1.1	52.6	0.5	29.0	0.9	47.7	78.9	5.0	0.3
(d) RÉSIDUS DE SUCRERIE DE BETTERAVES.											
Cossettes de diffusion fraîches	7.0	0.6	0.1	4.1	1.4	0.4	0.05	4.6	5.1	»	1.1
Cossettes de diffusion desséchées......................	89.5	7.8	1.2	55.0	18.9	4.9	1.0	62.4	69.7	»	15.3
Mélasse	80.7	9.0	»	61.3	»	9.0	»	61.3	70.3	4.6	»
Mélange de mélasse et de tourbe......................	75.1	8.3	0 9	52.6	5.8	6.0	»	39.3	45.3	3.0	»
Mélange de mélasse et de farine de palme.............	80.0	10.1	0 8	55.6	4.1	9.9	0.8	60.5	72.3	4.8	3.4
Pulpes de presse fraîches.....	27.0	1.9	0.2	17.3	5.4	1.2	0.2	18.9	20.6	»	4.4
Pulpes de presse ensilées....	21 7	1 6	0.3	12.8	4.3	1.0	0.2	13.8	15.3	0.3	3.0
(e) RÉSIDUS D'HUILERIE.											
Tourteau de coton non décortiqué........	89.4	24.7	6.6	26.0	24.9	18.0	5.9	17.7	49.9	1.5	5.7
Tourteau de coton décortiqué.	90.0	43.9	12.9	20.3	5.5	36.9	12.0	16.8	82.5	2.6	1.0
Farine de tourteau de coton décortiqué	91.2	43.2	14.6	21.1	5.2	37 0	13 7	17.1	87.0	1.4	1.0
Tourteau de faînes non décortiquées......	83.9	18.2	8.3	28.3	23.9	13.5	6.6	22.2	51.5	0.3	5.2
Tourteau de faînes décortiquées.........	88.5	36.7	9.2	28.6	6.6	31.6	8.4	21.2	76 0	0.8	2.0
Tourteau d'arachides non décortiquées.....	90.2	31.0	8.9	20.7	22.7	24.8	7.2	19.0	61.1	0.9	3.5
Tourteau d'arachides décortiquées........	88.5	47.0	7.3	24.1	5.2	40 4	6.5	23.5	79.5	1 2	1.3
Tourteau de chènevis.........	88.1	29.8	8.5	17.3	24 7	20.9	7.2	16.6	54.8	0.6	6.2
Tourteau de cacao...... .. .	90 0	18.8	11.2	36 4	15.5	12.4	10.3	28.0	65.1	1.5	2 5
Tourteau (1) de coprah........	89.7	19.7	11.0	38.7	14.4	15.0	11.0	40.3	81.7	0.4	8.3
Farine (2) de coprah.....	87.4	22.1	6.8	38.8	13.4	17.7	6.8	41.7	75.7	0.5	9.1
Tourteau de graine de courge	90 4	36.1	22.7	11.5	11.1	32.5	20.4	16.4	97.9	1.2	6.3
Tourteau de cameline........	88.2	33.1	9.2	27.4	11.6	26.5	8.3	26.6	73.0	0.8	4.7
Tourteau de lin..............	88.2	28.7	10.7	32.1	9.4	24.7	9.6	29.8	77.5	0.2	4 1
Farine de lin................	89.0	35.3	3.6	34.3	9.6	29.6	3.3	32.3	69 8	2.0	4.8
Tourteau de madia...........	89.3	31.8	9.0	21.7	19.2	22.3	7.2	16.8	56.4	1.8	3.8

(1) On désigne sous le nom de *tourteau* le résidu de l'extraction de l'huile par l'emploi des presses.
(2) On désigne sous le nom de *farine* le résidu de l'extraction de l'huile par l'emploi d'un dissolvant.

ÉSIGNATION DES ALIMENTS	100 GRAMMES DE L'ALIMENT DÉSIGNÉ RENFERMENT : Matière sèche	Principes bruts. Protéine (matière azotée totale)	Principes bruts. Matière grasse	Principes bruts. Extractifs non azotés	Principes bruts. Cellulose brute	Principes nutritifs digestibles. Protéine (MA)	Principes nutritifs digestibles. Matière grasse (MG)	Principes nutritifs digestibles. Matières hydrocarbonées (MH)	Principes nutritifs digestibles. Somme des principes nutritifs digestibles (MA + MG × 2.4 + MH)	Y compris : Amides	Y compris : Cellulose	Relation nutritive : 1 :
	1	2	3	4	5	6	7	8	9	10	11	12
(e) RÉSIDUS D'HUILERIE (*suite*).												
teau de germes de maïs..	89.6	13.7	9.4	50.5	8.8	10.6	7.9	19.1	78.7	4.2	5.6	6.4
teau d'amandes........	90.3	11.3	15.2	20.6	8.9	37.2	13.7	22.0	92.1	2.5	1.8	1.5
teau d'œillette........	89.3	36.5	9.6	20.1	11.0	28.8	8.8	19.6	69.5	0.4	6.7	1.4
teau de Niger.	88.5	33.1	4.1	23.1	19.6	26.5	3.3	21.0	58.1	2.0	5.3	1.2
teau d'olive............	88.3	7.2	13.8	28.1	33.7	1.3	11.1	30.8	61.7	0.3	11.1	13.:
teau de palme..........	89.6	16.8	9.5	35.0	21.0	16.0	9.0	52.6	90.2	0.4	19.7	4.(
ne de palme........ . .	89.1	17.4	4.5	26.9	25.9	16.6	4.2	56.0	82.7	1.5	21.2	4.0
teau de colza...........	89.6	30.7	9.8	30.1	11.3	24.9	7.6	23.8	66.9	1.4	0.9	1.7
ne de colza..............	91.5	33.1	5.0	32.1	13.1	26.5	2.4	27.2	59.5	1.5	1.3	1.2
dus d'anis..............	91.1	17.1	17.1	21.3	19.6	9.1	16.1	16.7	65.5	0.9	0.1	6.(
dus de fenouil...........	90.2	18.7	11.4	33.5	14.7	7.1	12.9	29.3	67.4	0.6	6.8	8.5
dus de cumin...........	81.8	20.6	15.8	27.7	11.3	12.3	15.3	33.2	82.2	1.2	12.1	5.7
dus de thym.............	91.3	17.1	25.0	13.2	27.1	6.8	22.5	15.9	76.7	0.6	8.1	10.:
teau de sésame..........	88.9	37.2	12.8	20.5	7.5	33.5	11.5	15.5	76.6	0.1	2.3	1.:
ne de sésame............	94.0	16.4	2.1	26.7	7.7	11.8	2.1	19.2	66.0	0.6	2.4	0.(
teau de soja............	86.6	40.3	7.5	28.1	5.5	36.3	6.8	29.1	82.0	1.1	7.7	1.2
teau de tournesol........	90.7	31.7	12.5	23.7	13.9	31.2	11.0	22.5	80.1	3.3	1.3	1.6
teau de noix	86.3	31.6	12.5	27.8	6.4	31.1	11.2	28.2	86.2	3.0	1.6	1.8
X. ALIMENTS D'ORIGINE ANIMALE.												
desséché..	89.8	82.6	1.5	1.3	»	59.5	1.5	1.3	64.1	9.0	»	0.1
de beurre...............	9.9	4.0	1.1	4.1	»	4.0	1.1	4.1	10.7	»	»	1.7
d'anesse......	10.3	2.2	1.6	6.0	»	2.2	1.6	6.0	12.0	»	»	1.4
ons....	90.5	58.6	25.5	»	»	55.7	23.5	»	112.1	3.0	»	1.6
no de poissons, de Norvège	87.4	19.0	1.8	»	»	14.1	1.6	»	47.9	1.5	»	0.1
de viande de poisson, pauvre en graisse	87.2	52.4	2.2	»	»	47.2	1.6	»	51.0	3.7	»	0.1
de viande de poisson, riche en graisse	89.2	48.4	11.6	»	»	41.1	10.3	»	68.8	3.7	»	0.6
ne de viande............	89.0	71.3	3.0	0.3	»	65.7	12.7	0.3	96.5	3.5	»	0.5
s de poule..............	26.3	12.6	12.1	0.6	»	12.6	12.1	0.6	42.2	»	»	2.3
de vache.......	12.5	3.2	13.6	5.0	»	3.2	3.6	5.0	16.8	»	»	1.2
de vache écrémé.........	10.0	3.5	0.7	5.0	»	3.5	0.7	5.0	10.2	»	»	1.9
de vache centrifugé......	9.4	3.5	0.3	1.9	»	3.5	0.3	1.9	9.1	»	»	1.(
netons frais..............	29.6	18.8	3.7	»	Chitine 4.8	13.0	3.1	»	20.4	0.8	»	0.(
netons desséchés.........	86.5	55.3	10.9	»	13.6	38.0	9.1	»	59.8	2.3	»	0.(
-lait de vache.	6.4	0.8	0.1	4.9	»	0.8	0.1	4.9	5.9	»	»	6.:
ne......................	24.4	3.7	17.6	2.8	»	3.7	17.6	2.8	48.7	»	»	12.:
de brebis................	19.2	6.5	6.9	4.9	»	6.5	6.9	4.9	28.0	»	»	3.5
de truie...	15.4	6.4	4.7	3.2	»	6.4	4.7	3.2	20.9	»	»	2.:
de jument...............	9.2	2.0	1.2	5.6	»	2.0	1.2	5.6	10.5	»	»	4.2
mine animale...........	88.2	63.3	13.4	»	»	60.5	12.4	»	90.3	3.5	»	0.5
de chèvre	14.3	4.3	4.8	4.5	»	4.3	4.8	4.5	20.3	»	»	3.7

TABLE II.

RATIONNEMENT DES ANIMAUX DOMESTIQUES.

QUANTITÉS DE PRINCIPES NUTRITIFS A FAIRE ENTRER DANS LA RATION DES DIVERS ANI
SUIVANT LEUR AGE ET LE BUT DE LEUR EXPLOITATION :

DÉSIGNATION DES ANIMAUX.		POUR 1,000 KILOGRAMM DE POIDS VIF ET PAR JOU				
		MATIÈRE SÈCHE TOTALE	PRINCIPES NUTRITIFS digestibles. Protéine (matière azotée) (MA).	PRINCIPES NUTRITIFS digestibles. Matière grasse (MG).	PRINCIPES NUTRITIFS digestibles. Matières hydrocarbonées (MH).	SOMME DES PRINCIPES NUTRITIFS digestibles (MA + MG × 2.4 + MH).
		1	2	3	4	5
		kg				
1. Bœufs	au repos à l'étable	18	0.7	0.1	8.0	8.9
	fournissant un travail faible	22	1.4	0.3	10.0	12.1
	fournissant un travail moyen	25	2.0	0 5	11.5	14.7
	fournissant un travail fort	28	2.8	0.8	13.0	17.7
2. (Bœufs ou vaches) à l'engrais.	1re période	30	2.5	0.5	15.0	18.7
	2e période	30	3.0	0 7	14.5	19.2
	3e période	26	2.7	0 7	15.0	19.4
3. vaches laitières donnant par jour	5 kilogrammes de lait	25	1.6	0.3	10.0	12.3
	7 kilogr. 4 de lait	27	2.0	0.4	11.0	14.0
	10 kilogrammes de lait	29	2.5	0.5	13.0	16.7
	12 kilogrammes de lait	32	3.3	0.8	13 0	18.2
4. Moutons	à laine grossière	20	1.2	0.2	10.5	12.2
	à laine fine	23	1.5	0.3	12.0	14.2
5. Brebis mères pendant l'agnelage et l'allaitement		25	2.9	0.5	15.0	19.1
6. Moutons (ou brebis) à l'engrais.	1re période	30	3.0	0.5	15.0	19.2
	2e période	28	3.5	0 6	14.5	19.4
7. Chevaux	Travail modéré	20	1.5	0.4	9.5	12.0
	Travail moyen	24	2.0	0.6	11 0	14.4
	Travail fort	26	2 5	0 8	13.3	17.7
8. Truies mères		22	2.5	0.4	15.5	19.0
9. Porcs à l'engrais.	1re période	36	4.5	0.7	25.0	31.2
	2e période	32	4 0	0 5	24 0	29.2
	3e période	25	2.7	0.4	18.0	21.7
10. Bêtes bovines pendant la période de croissance : (Races plus particulièrement exploitées pour le lait).						
Age en mois.	Poids vif moyen par tête.					
2 à 3	70 kilogrammes	23	4.0	2.0	13.0	21.8
3 6	140	24	3.0	1.0	12.8	18.2
6 12	230	27	2.0	0.5	12.5	15.7
12 18	320	26	1.8	0.4	12.5	15.3
18 24	400	26	1.5	0.3	12.0	14.2

DÉSIGNATION DES ANIMAUX.		POUR 1,000 KILOGRAMMES DE POIDS VIF ET PAR JOUR.					
		MATIÈRE SÈCHE TOTALE.	PRINCIPES NUTRITIFS digestibles. Protéine matière azotée (MA).	Matière grasse (MG).	Matières hydrocarbonées (MH).	SOMME DES PRINCIPES NUTRITIFS digestibles (MA + MG × 2.4 + MH).	RELATION NUTRITIVE 1 :
		1	2	3	4	5	6
Bêtes bovines pendant la période de croissance (*suite*) :							
(Races plus particulièrement exploitées pour la viande).							
Age en mois.	Poids vif moyen par tête.						
2 à 3	75 kilogrammes	23	4.2	2 0	13.0	22.0	4.2
3 6	150	24	3.5	1.5	12.8	19.9	4.7
6 12	250	25	2.5	0.7	13.2	17.4	6.0
12 18	340	24	2.0	0.5	12.5	15.7	6.8
18 24	425	24	1.8	0.4	12.0	14.8	7.2
Bêtes ovines pendant la période de croissance :							
(Races plus particulièrement exploitées pour la laine).							
Age en mois.	Poids vif moyen par tête.						
4 à 6	28 kilogrammes	25	3.4	0.7	15 4	20.5	5.0
6 8	34	25	2.8	0.6	13.8	18.0	5.4
8 11	38	23	2.1	0.5	11.5	14.8	6.0
11 15	41	22	1.8	0.4	11.2	14.0	6 8
15 20	45	22	1.5	0.3	10 8	13.0	7.7
(Races plus particulièrement exploitées pour la viande).							
4 à 6	30 kilogrammes	26	4.4	0.9	15.5	22.1	4.0
6 8	38	26	3.5	0 7	15.0	20.2	4.8
8 11	46	24	3.0	0.5	14.3	18.5	5.2
11 15	55	23	2.2	0.5	12.6	16.0	6.3
15 20	70	22	2.0	0.4	12.0	15.0	6.5
Bêtes porcines pendant la période de croissance :							
(Animaux destinés à la reproduction).							
Age en mois.	Poids vif moyen par tête.						
2 à 3	20 kilogrammes	44	7.6	1 0	28.0	38.0	4.0
3 5	45	35	5.0	0.8	23.1	30.0	5.0
5 6	55	32	3.7	0.4	21.3	26.0	6 0
6 8	80	28	2.8	0.3	18.7	22.2	6.9
8 12	120	25	2.1	0.2	15 3	17.9	7.5
(Animaux destinés à l'engraissement).							
2 à 3	20 kilogrammes	44	7.6	1.0	28.0	38.0	4.0
3 5	50	35	5.0	0.8	23.1	30.0	5.0
5 6	65	33	4.3	0.6	22.3	28.0	5.3
6 8	90	30	3.6	0.4	20.5	25.1	6.0
9 12	130	26	3.0	0.3	18.3	22.0	6.3

www.ingramcontent.com/pod-product-compliance
Ingram Content Group UK Ltd.
Pitfield, Milton Keynes, MK11 3LW, UK
UKHW021930190726
13853UKWH00002B/954